# MANUALE PER LA SALUTE CON I METODI ALTERNATIVI

## DI RENATA BASILE

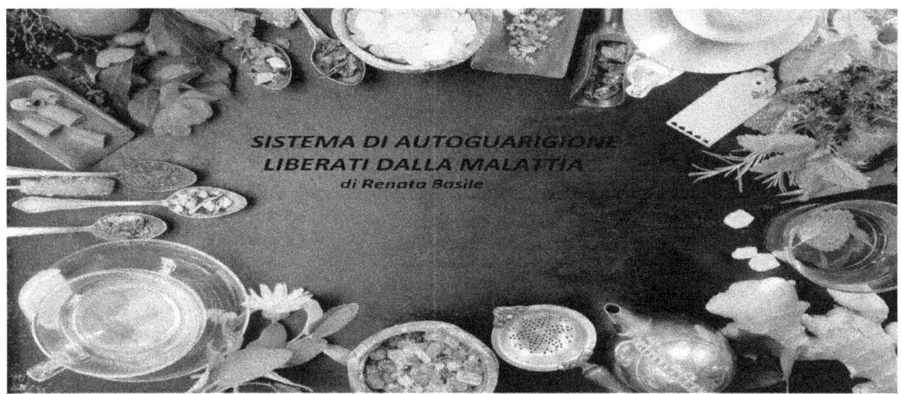


Ho voluto raccogliere in questo manuale tanti rimedi naturali, per la salute.

Dalle erbe, alle spezie, ai rimedi orientali, alla digito-pressione e tanto altro.

Mi chiamo Renata ma per gli amici Renèe e voglio condividere con voi questi miei rimedi naturali che io stessa ho sperimentato e ottenuto dei successi.

Sono sempre stata contraria alla medicina con farmaci tradizionali, e mi son sempre curata con vari rimedi naturali.. dal più piccolo disturbo, a problemi un po più seri, e devo dire che mi son sempre trovata bene riducendo di molto il disturbo.

Devo essere sincera, io dai medici ci vado solo se non riesco a capire che problema ho.. poi avendo la diagnosi mi curo a modo mio, e alla grande direi.

Ora vediamo l'elenco dei miei rimedi naturali, che io chiamo sistema di auto-guarigione.

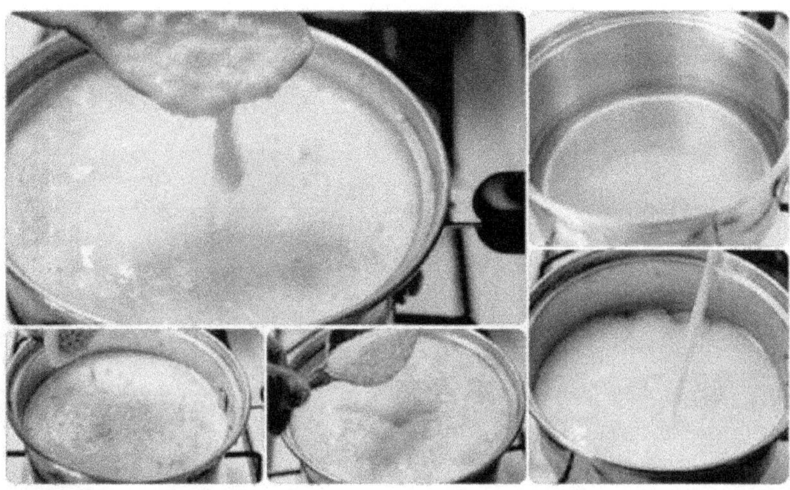

Di sicuro se pensate all'avena, vi vengono in mente i cereali da mettere nel latte o nello yogurt alla mattina a colazione, tuttavia questo cereale a molti benefici che ora vi elencherò.

Le proprietà dell'acqua d'avena sono dovute alla grande quantità di fibre che contiene, e questo comporta notevoli benefici per la salute, come ad esempio ridurre la pressione arteriosa elevata, migliora i problemi intestinali e gastrite, perdere peso e trattare malattie cancerogene.

L'acqua di avena è l'ideale per pulire il tratto intestinale e purificare il flusso sanguigno, favorisce il benessere generale del corpo sopratutto a livello dell'apparato digerente e escretore. Nel caso dell'intestino l'acqua di avena lo lubrifica eliminando le tossine e favorendo il corretto funzionamento.

Riduce i livelli di colesterolo nel sangue pulendo allo stesso tempo le arterie, stabilizza i livelli di zucchero nel sangue, fa diminuire il rischio di cancro al colon, perchè impedisce l'accumulo di tossine nell'intestino. Aiuta l'evacuazione intestinale evitando la stitichezza, migliora la qualità del sonno, e aiuta a dimagrire.

Si consiglia di bere l'acqua di avena alla mattina a digiuno, e se serve per perdere peso bevetene prima di pranzo e prima di cena. Ecco la ricetta: 3 TAZZE D'ACQUA- 1 TAZZA DI FIOCCHI DI AVENA- 4 CUCCHIAINI DI MISO D'ORZO fate bollire l'acqua toglietela dal fuoco e aggiungete i fiocchi di avena, lasciateli in ammollo per 30 minuti, aggiungete il miso d'orzo e mescolate per bene, è pronta per essere bevuta.

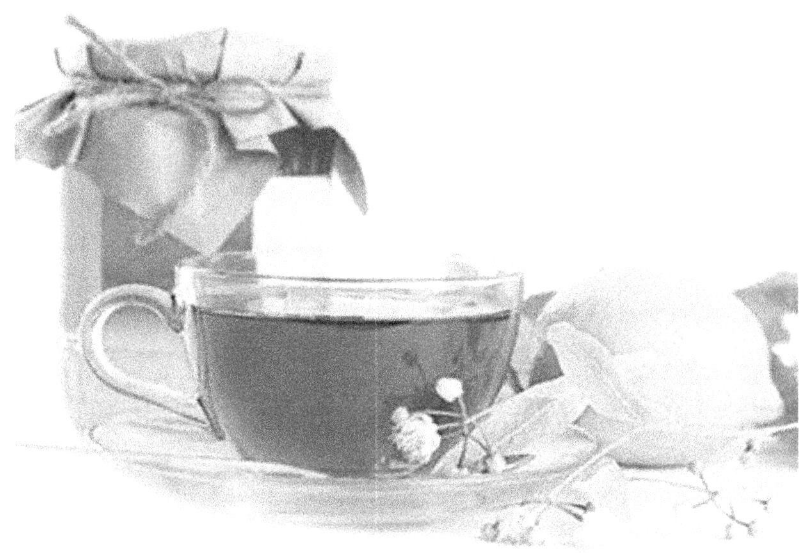

L'elisir tibetano è l'insieme di 3 ingredienti molto salutare che apportano grandi benefici all'organismo e aiutano a rigenerarlo per prevenire l'invecchiamento prematuro e tutti i sintomi che attaccano tanto gli organi interni come l'aspetto esteriore.

Quali sono gli ingredienti dell'elisir tibetano?

Eccoli limone, il miele e l'olio d'oliva, questi 3 alleati della salute si uniscono in una sola ricetta per creare un potente rimedio capace di prevenire un gran numero di malattie.

Proprietà del limone: è considerato uno dei frutti più potenti capace di combattere un gran numero di malattie e in grado di pulire l'organismo ed eliminare le tossine, oltre a compiere una forte azione battericida. E una significativa fonte di vitamina C indispensabile per rinforzare il sistema immunitario ed evitare un gran numero di malattie respiratorie come la polmonite, bronchite, congestioni, febbre asma ecc.

 Contiene anche la vitamina P che ha il compito di tonificare i capillari e i vasi sanguigni. E ricco di minerali come il potassio, magnesio, il calcio e il fosforo ed è inoltre fonte di vitamine del gruppo B [B1 B2 B3 B5 B6] essendo una ricca fonte di antiossidanti rigenera le cellule.

Proprietà del miele:

Il miele è composto da minerali come il sodio, il potassio, il magnesio, il calcio, il ferro, il fosforo, lo zinco e il selenio oltre alle vitamine A E C e del gruppo B dunque il miele svolge una potente azione antibiotica combatte l'anemia, le infiammazioni dell'intestino, la stitichezza i reumatismi, il mal di testa e le vertigini. Funziona come un ottimo regolatore cellulare ed è efficace come ricostituente cerebrale. Per le sue proprietà antisettiche e antivirali e raccomandato per trattare le infezioni e i problemi con la febbre, il mal di gola e i dolori muscolari.

Proprietà dell'olio di oliva: riduce il colesterolo e previene i problemi cardiovascolari combatte i problemi di ipertensione con miglioramento della circolazione e riduce la formazione di coaguli nel sangue contiene la vitamina E importantissima per prevenire e stimolare la rigenerazione dei tessuti, ottimo anche per problemi di digestione.

Utilizzando questi 3 ingredienti otterrete un potente elisir che rinforzerà il vostro sistema immunitario, pulirà il sangue e migliorerà la salute del vostro fegato, vi aiuterà inoltre a mantenere la pelle giovane e in salute, ecco la ricetta: 100ml di succo di limone fresco- 200gr di miele- 50ml di olio di oliva di qualità [biologico].

Mescolate tutti gli ingredienti in un vasetto da conserva con tappo e conservatelo nel frigo e prenderne un cucchiaio di mattina a stomaco vuoto, fate questa cura meravigliosa per un mese 2 volte all'anno.

## -ACETO DI MELE CONTRO I DOLORI-

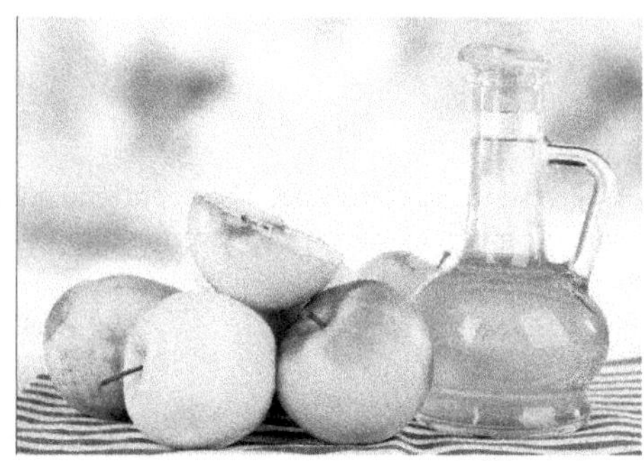

E il classico rimedio della nonna [ma che funziona]: se una mela al giorno toglie il medico di torno.. l'aceto ricavato dagli stessi frutti non può essere da meno. Un vero e proprio mix concentrato di sostanze contenute nel frutto biblico, oggi è considerato un eccellente rimedio contro i dolori muscolari e articolari.

Levati i dolori di dosso tramite il potassio, oggi la medicina sostiene che in associazione a tale patologia c'è sempre una carenza di potassio, e non a caso l'aceto di mele è uno degli alimenti più ricchi di tale minerale. Ma non solo: migliorando la digestione e favorendo la disintossicazione del corpo aiuta ad assimilare più

facilmente i minerali che si integrano con la dieta, evitando carenze nutrizionali che portano ad artrite e patologie simili. A tale scopo si assumono 3 cucchiaini di aceto di mele in un bicchiere di acqua prima dei pasti principali. Usatelo anche per uso locale [dove avete il dolore] puro [e non diluito] e massaggiatelo fino al completo assorbimento. E dite addio a vostri dolori..

-IMPIEGO PRATICO DELL'ALOE VERA-


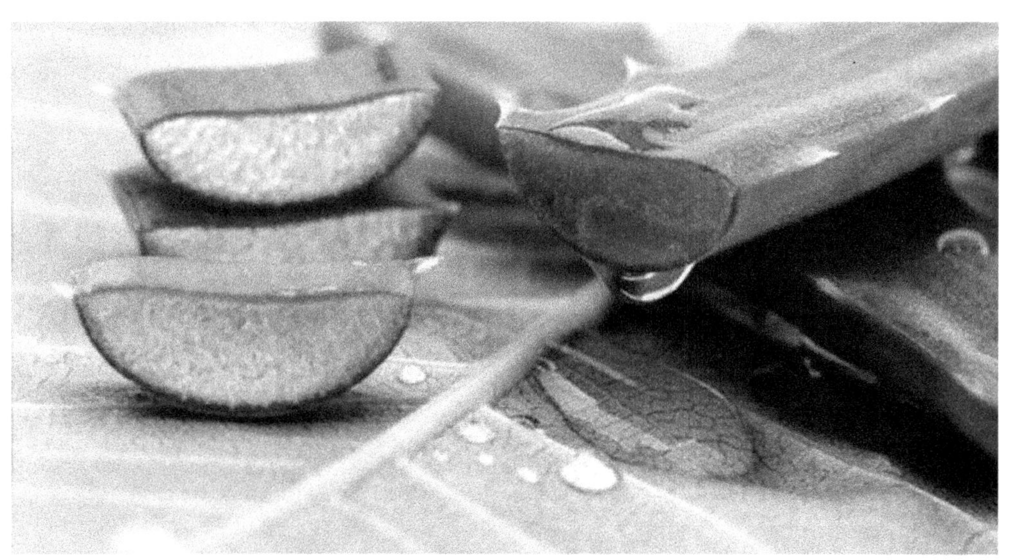

L'aloe con le sue innumerevoli proprietà antinfiammatorie, antisettiche, antibatteriche, gastro protettive può trovare impiego in moltissime patologie e disturbi. Ecco l'elenco delle patologie che si possono trattare con l'aloe: APPARATO DIGERENTE- nel caso in cui abbiate una infiammazione boccale spalmate sui denti e gengive il succo puro 2 volte al giorno. Nei casi in cui sia legato a cattiva digestione utilizzate il succo per via interna.

APPETITO- specialmente nei casi di inappetenza infantile, 25ml prima dei pasti principali

COLITE- l'azione antinfiammatoria, disintossicante e lenitiva lo rendono un ottimo rimedio per tutti i problemi legati al colon di natura infiammatoria e dolorosa.

DIARREA- sembrerebbe quasi un paradosso, ma la presenza di sostanze ad azione antibatterica, antisettica ed antinfiammatoria rende l'aloe un valido aiuto anche in questo caso. Inoltre regolarizza le funzioni dell'apparato gastro-digerente e dell'organismo.

DIFFICOLTA' DIGESTIVE- funge da delicato equilibratore nei casi di cattiva digestione, pesantezza di stomaco che creano una serie di problemi più o meno gravi. L'aloe risulta efficace nel togliere il tipico malessere definito come :peso sullo stomaco: con fitte e bruciori. Efficace l'assunzione di 25ml succo dopo i pasti.

IPERACIDITA'- grazie alla sua azione gastro-protettiva e alla capacità di ridurre l'acidità gastrica, da sollievo ai dolori derivati da ulcere e gastriti iper-secretive.

DISINTOSSICAZIONE STAGIONALE- e un ottimo elisir disintossicante e ricostituente grazie all'azione sinergica dei suoi costituenti, si consiglia 4 cucchiai al mattino a digiuno ed eventualmente la sera prima di coricarsi.

ESOFAGITE- essendo una infiammazione della mucosa dell'intero tratto tra bocca e stomaco trova un rapido sollievo con la sua somministrazione per le sue capacità antinfiammatorie, antidolorifiche e cicatrizzanti. Assumere 4 cucchiai 3 volte al di.

STOMATITE- per la risoluzione delle mucose infiammate, ma anche per gengive deboli e infiammate e sanguinanti si utilizza il gel mescolato al miele, conservato al buio viene poi messo sullo spazzolino con movimenti circolari.

STIPSI- il succo della aloe interviene nella risoluzione di questo problema, senza avere gli effetti collaterali classici dei lassativi, si consiglia l'assunzione di 2 cucchiai di succo ai pasti.

APPARATO CIRCOLATORIO LINFATICO-

EMORROIDI- l'aloe può fornire 2 vie di intervento, sia per via locale applicando il gel puro o una crema a base di aloe nella parte interessata, oppure assumendo il succo 3 volte al di prima dei pasti sino alla risoluzione del problema-

SISTEMA OSTEO-ARTICOLARE-

ARTRITE- grazie alle potenti proprietà antinfiammatorie, riduce il dolore e migliora il movimento 2 cucchiai al mattino e alla sera, associando il gel di aloe per uso topico specialmente nei momenti di forte nevralgia.

APPARATO TEGUMENTARIO-

ACNE- grazie alle sue proprietà antimicotiche ed anti- fungine insieme a quelle stimolanti del collagene fanno si che si abbia una potente azione sia nella fase acuta che nella risoluzione delle cicatrici. Si consiglia di utilizzare un sapone neutro poi applicare il gel 3 volte al di per i casi gravi e 2 volte nei casi lievi. Se poi vedete che vi secca troppo la pelle applicate dopo una crema idratante a base di aloe.

PIAGHE DA DECUBITO- detergere la parte 2 volte al di con una soluzione con 8 cucchiai di succo puro in mezzo litro di acqua tiepida fare toccature.

-CARDO MARIANO-

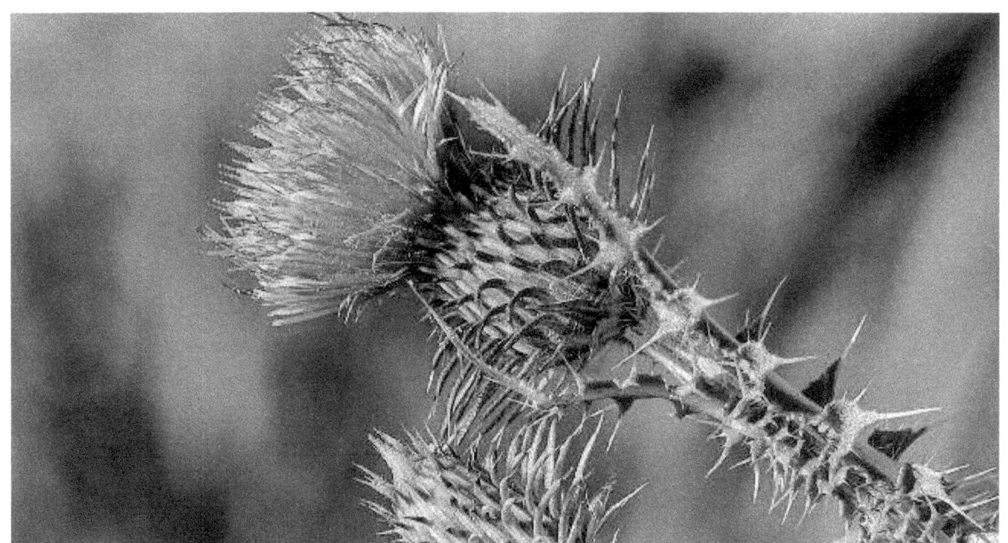

Il cardo mariano e una pianta ricca di silimarina una sostanza molto utile per la salute del nostro fegato e contribuisce anche a combattere contro la cirrosi epatica e l'epatite e aiuta a svolgere una importante prevenzione del tumore. Il cardo mariano viene utilizzato come rimedio per la sofferenza del fegato, proteggendolo dalle tossine, alcol e farmaci e quindi e estremamente consigliato per chi soffre di simili patologie, potete fare infusi o rivolgervi alla erboristeria per la tintura madre.

## -CURA TIBETANA A BASE DI AGLIO-

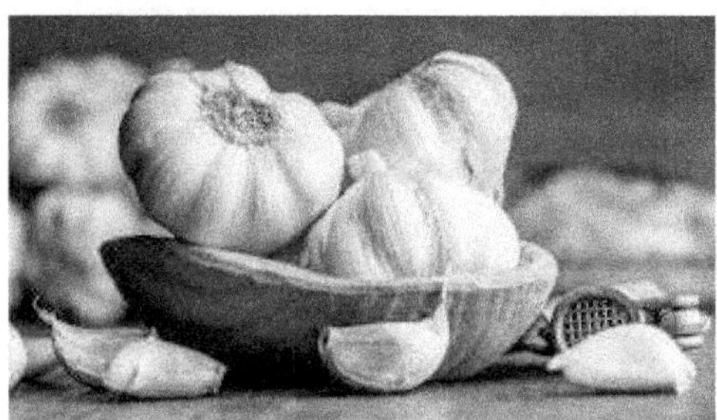

Antica cura tibetana a base di aglio, i benefici sono: aiuta a mantenere alte le difese e rinforza il sistema immunitario, elimina il grasso accumulato nel corpo, diminuisce il colesterolo, elimina la ritenzione di liquidi, migliora il funzionamento dei reni, diminuisce la quantità di trigliceridi nel sangue, migliora il funzionamento del fegato, depura e abbassa la pressione. Aiuta a trattare le malattie quali: arteriosclerosi, sovrappeso problemi di udito, ischemia, sinusite, mal di testa, gastriti e reumatismi.

Ecco gli ingredienti:

350 gr di aglio- 250ml di alcool a 70 gradi [per uso domestico]

macina o schiaccia l'aglio e mescolalo con l'alcool conserva in un contenitore di vetro chiuso ermeticamente, in frigo per 10 giorni. Dopodichè rimuovilo dal frigo filtralo e rimettilo nel frigo per altri 3 giorni. La cura e quindi pronta. Consuma da 10 15 gocce al giorno in un poco di acqua, effettua questa cura solo per 15 giorni, e se vuoi puoi ripeterla ogni anno.

## -SUCCO DI CAROTA-

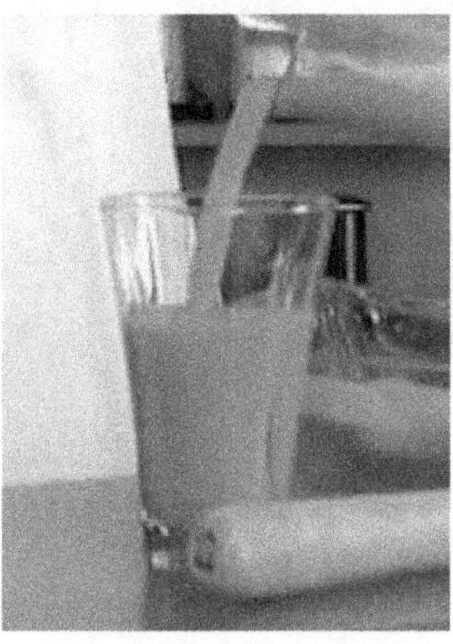

Il succo di carota si può assumere da mezzo a un litro al giorno,contribuisce a normalizzare l'intero organismo. E la più ricca fonte di vitamina A che il corpo possa rapidamente assimilare e costituisce anche un ampio rifornimento di vitamina B,C,D,E,G,K,

E un valido aiuto nel miglioramento e mantenimento della struttura ossea dei denti. Mezzo litro di succo di carota al giorno a un reale valore nutritivo più di qualsiasi quantità di compresse di calcio inorganico che si possa ingerire in una giornata. Il succo fresco di carota è un solvente naturale per ulcere e tumori. Rende più resistenti alle infezioni migliora il funzionamento delle ghiandole surrenali. Aiuta a prevenire le infezioni agli occhi e alla gola così come alle tonsille ai seni nasali e alle vie respiratorie. Inoltre protegge il sistema nervoso e aumenta la vitalità. Bevendo giornalmente succo di carote si crea una notevole pulizia del fegato

-ALLORO-

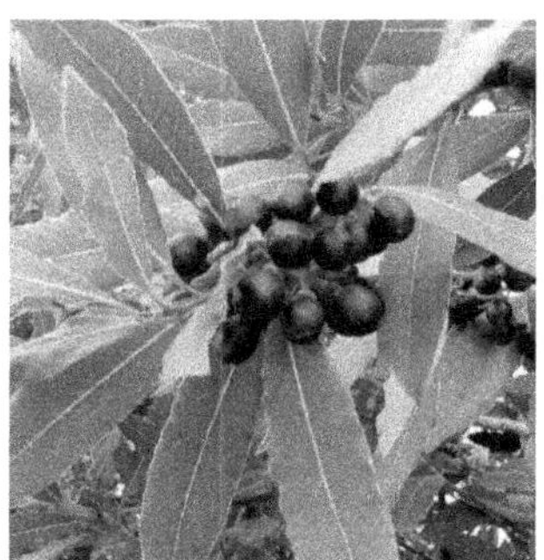

Le foglie fresche contengono vitamina C, A, e quelle del gruppo B buona fonte di potassio, rame, calcio e manganese, ferro zinco e magnesio. Dell'alloro si utilizzano sia le foglie che le bacche, le foglie si raccolgono tutto l'anno mentre le bacche si raccolgono in autunno si fanno essiccare e polverizzare. Le foglie hanno effetto sul fegato e aiutano a ridurre i gas intestinali e la flatulenza, facilitano la digestione e prevengono l'acidità di stomaco. Le bacche sono efficaci nel combattere i sintomi dell'influenza, del raffreddore e la tosse grassa, contribuiscono all'espulsione del muco dalle vie respiratorie. Una tisana di alloro con le foglie elimina il dolore mestruale, e si impiega anche per eliminare l'eccesso di liquidi nel corpo.

Infuso di foglie: da assumere dopo i pasti in caso di aerofagia, convalescenza, forme catarrali, bronchiti e influenze.

Infuso di bacche: indicato per disturbi circolatori, invece con il decotto di bacche si utilizza come pediluvio contro i sudori estivi, o come bagno rivitalizzante, applicato in compresse calde sulla fronte viene utilizzato per combattere sinusite, ascessi e nevralgie.

Oleito di alloro: si ottiene dalla macerazione delle bacche in olio di oliva, ed è utile per massaggi antireumatici, crampi muscolari, contratture muscolari e stanchezza

Ed infine con l'alloro si prepara un ottimo liquore il LAURINO dalle proprietà digestive.

# -BUCCIA DI LIMONE BIOLOGICO-

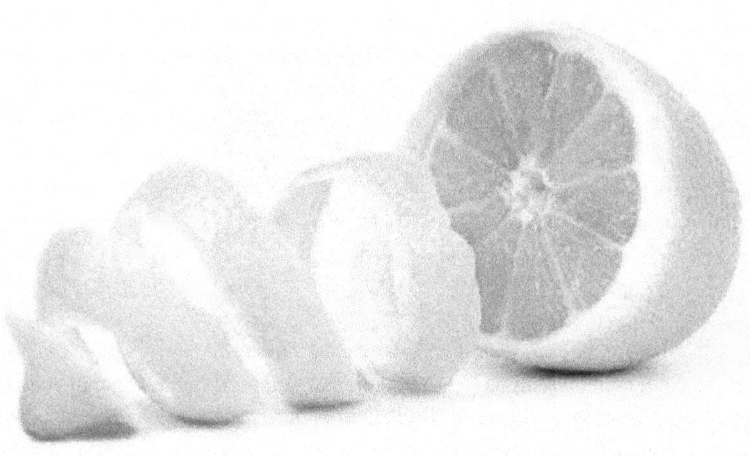

La buccia di limone contiene quantità di vitamine 10 volte maggiore della polpa, elimina le tossine dall'organismo ed è un ottimo agente rigenerante. Viene usato anche come chemioterapia naturale in quanto elimina le cellule tumorali e cisti. Abbassa la pressione sanguigna e combatte contro stress e nervosismo., riduce il colesterolo e disintossica il corpo.Per poterla utilizzare al meglio io faccio cosi: congelo il limone intero [bio] e grattuggio tutta la buccia sulle mie pietanze.

<h1 style="text-align:center">-CANNELLA-</h1>

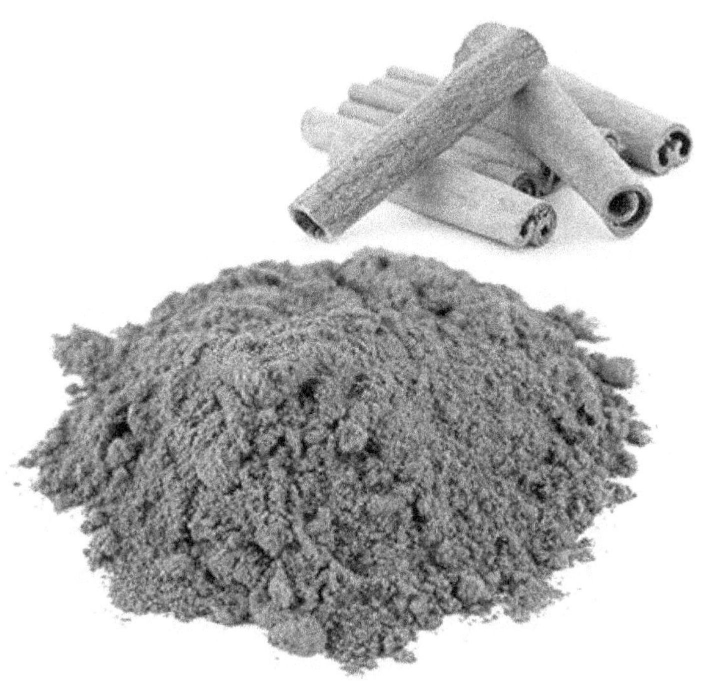

Oltre a essere una squisita spezia apprezzata per il suo aroma e il suo sapore e un vero e proprio prodotto con grandi proprietà medicinali. Contiene grandi quantità di ferro e calcio, regola i livelli di zucchero nel sangue, riduce e combatte la proliferazione di cellule tumorali, migliora la circolazione sanguigna, calma il dolore causato dall'artrite, aumenta la funzione cognitiva e la memoria ed e indicata per chi soffre di Alzheimer o morbo di Parkinson. Assumete 1 cucchiaino al giorno miscelato nel latte o caffè o succo di frutta.

La cannella è un alimento molto apprezzato per via del suo aroma e del suo sapore, ma non si tratta solo di una spezia ma di un vero e proprio prodotto con grandi proprietà medicinali. Regola i livelli di zucchero nel sangue, aiuta la digestione, e riduce e combatte la proliferazione delle cellule tumorali. Ha effetto anticoagulante e migliora la circolazione sanguigna, calma e riduce il dolore causato dall'artrite, ha proprietà antibatteriche, aumenta la funzione cognitiva e la memoria. Ed è indicato per chi soffre di Alzheimer e del morbo di Parkinson.

Oltre a essere buonissima questa spezia la cannella, è un rimedio alternativo molto efficace. Aggiungi un cucchiaino di polvere di cannella al giorno nel latte nel caffè, oppure nei succhi di frutta e.. goditi i benefici.

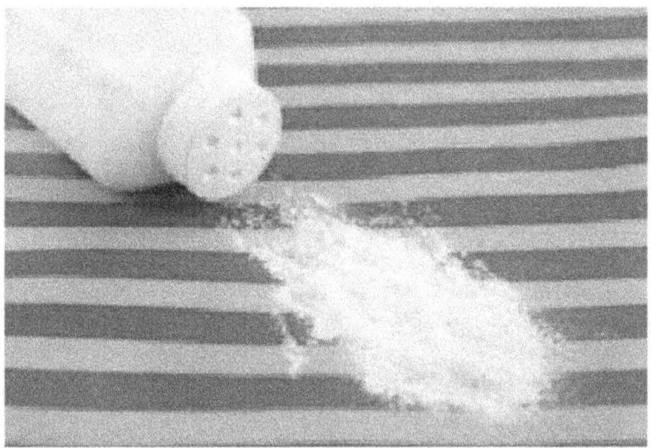

Il sudore può essere imbarazzante o semplicemente fastidioso, i prodotti per controllarlo sono molti ma in estate rischiano di essere insufficienti. Ecco allora un meraviglioso borotalco che fa si, che voi sudate, ma il sudore sarà senza cattivo odore. La ricetta è semplicissima e se la provate non la lascerete più, eccola: 1 tazza di borotalco- e una tazza di bicarbonato- mischiate per bene le due polveri e mettetele in un bel contenitore con tanto di piumino.



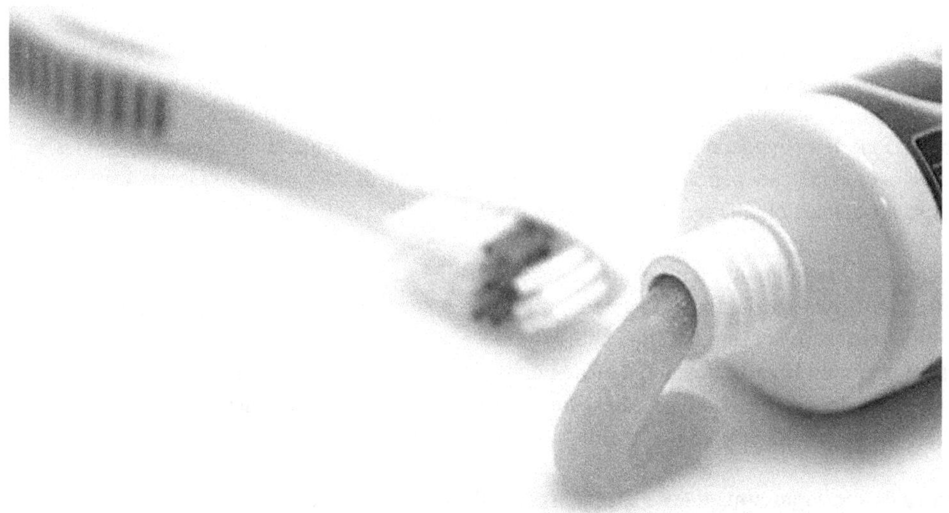

I danni da fluoro causano il cancro, il fluoruro si accumula nelle ossa rendendole fragili e soggette a fratturarsi causando l'osteoporosi, quindi perchè non crearselo da soli con ingredienti naturali e con risultati perfetti denti bianchi e alito profumato, ecco la ricetta Argilla bianca fine- olio essenziale di anice o menta- procedimento, procurati un piccolo vasetto di vetro con tappo, in un contenitore di vetro metti un po di argilla. 5-10 goccie di olio essenziale e un goccio di acqua amalgama bene [deve risultare come una crema soda] e metti nel vasetto con tappo, Quando lo devi usare intingi lo spazzolino e pulisci i denti come al solito, se per caso si secca un po, aggiungi qualche goccia di acqua. E buon sorriso Durbans a tutti voi.

-SEMI DI LINO E KEFIR-

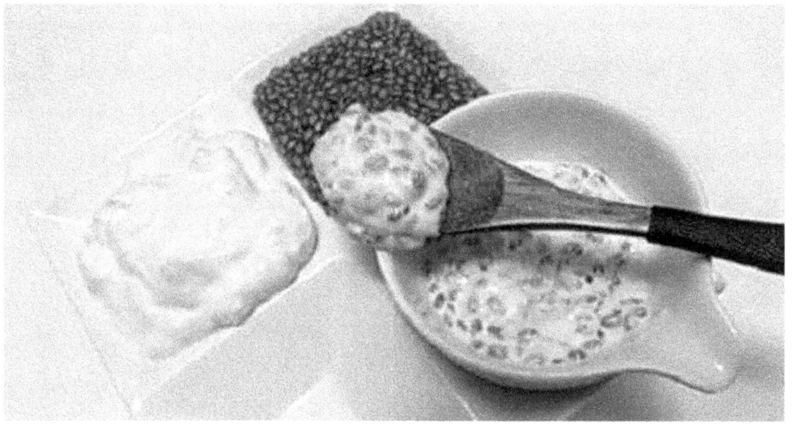

Semi di lino e kefir 2 ingredienti naturali per pulire il tuo colon da tossine e muco. Molte persone ne sono consapevoli di quanto sia importante pulire e rimuovere rifiuti tossici, sanno che il modo più semplice e quello di ricorrere all'utilizzo di clisteri o enteroclismi, ma purtroppo questi funzionano solo per la pulizia di una sola piccola parte del colon – solo circa 40-50 cm di intestino su un totale di ben 7 metri di lunghezza! Tutto questo rende questo semplice rimedio un ottimo compromesso. Consumare 1-3 cucchiai di farina di semi di lino può pulire completamente il tuo colon in meno di 3 settimane ed eliminare i parassiti e il muco prodotti da depositi fecali nell'intestino tenue, con la totale conservazione della microflora intestinale. La farina di semi di lino e in grado di assorbire ed eliminare le tossine nel corpo e abbassare i livelli di colesterolo. Questa cura per la pulizia del colon ha una durata di 3 settimane ecco come fare:

1 settimana- mescola 1 cucchiaio di farina di semi di lino con 100ml di kefir-

2 settimana-mescola 2 cucchiai di farina di semi di lino con 100ml di kefir-

3 settimana- mescola 3 cucchiai di farina di semi di lino con 150ml di kefir-

Come assumere il rimedio, alla mattina appena svegli bevi un bicchiere di acqua poi sostituisci la colazione con il preparato al kefir, esegui questa operazione per 3 settimane bevendo nel corso della giornata 2 litri di acqua. Fai questa pulizia intestinale 1 o 2 volte all'anno.

-DIGITOPRESSIONE-

Come far passare il mal di testa in un attimo senza medicine, ti insegno una tecnica antica ma molto efficacie per mandare via il mal di testa. Come sai il al di testa ha diverse cause e può interessare diverse aree: con questa tecnica riuscirai a combattere efficacemente ogni tipo di emicrania si tratta della digito-pressione, premendo certi punti riuscirai a stare meglio in un battibaleno senza doverti imbottire di medicinali. Ecco i punti che devi premere. Questo punto è noto come il terzo occhio massaggiandolo potrai trovare nuova forza poiché è un canale energetico che allevierà subito il dolore.

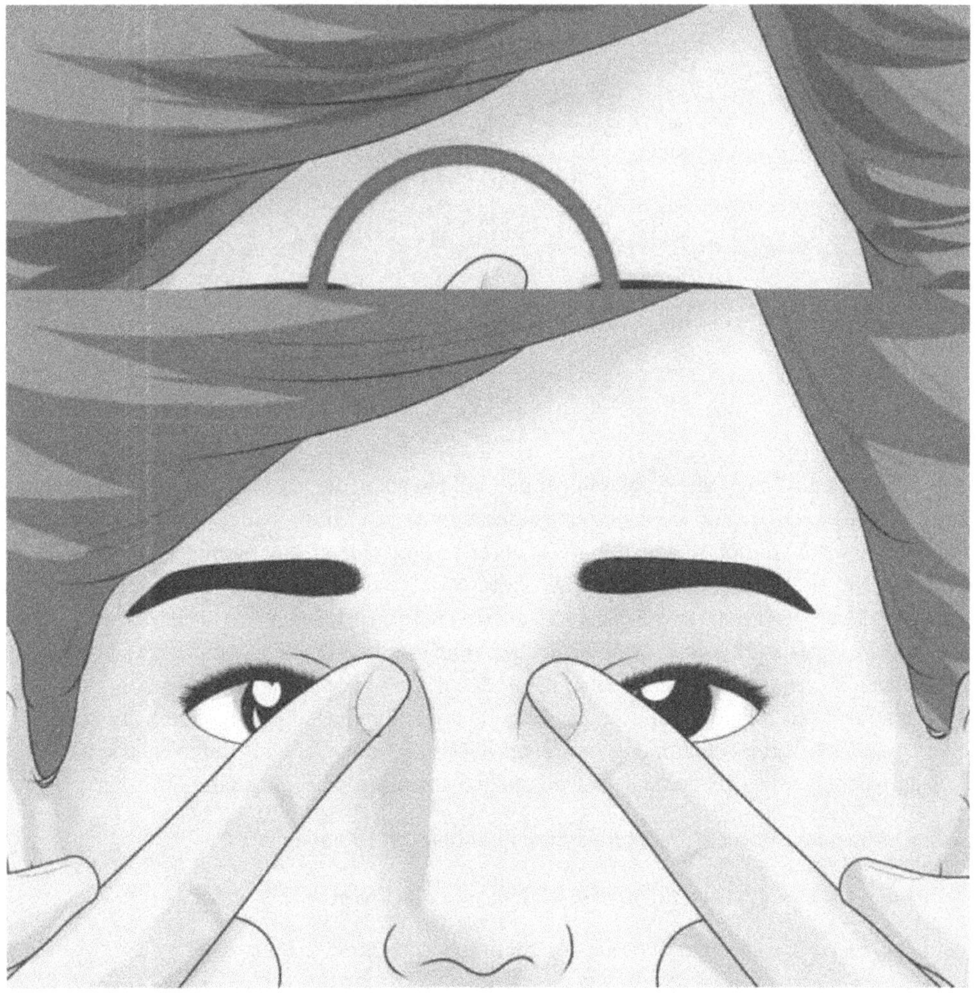

I punti in realtà sono due, posti nel lato interno delle sopracciglia, premendoli riuscirai ad alleviare il mal di testa legato alla vista, o quello causato dal raffreddore.

## -TARTARO-

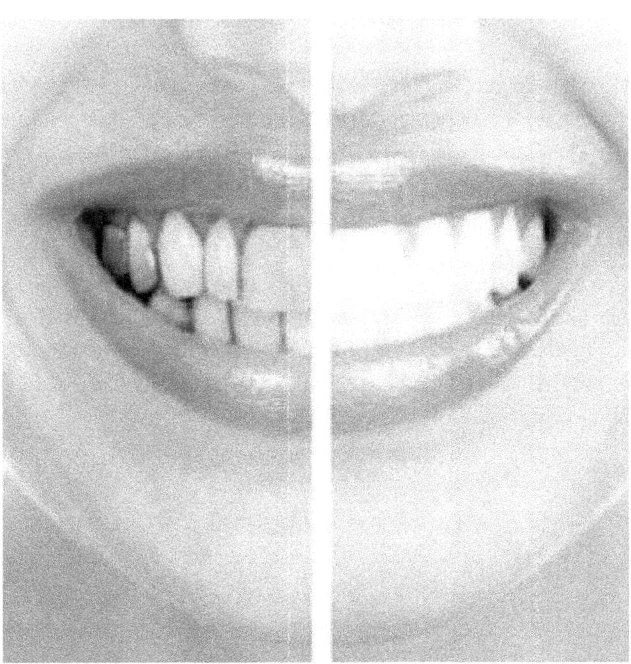

Voglio proporvi un metodo davvero efficace per rimuovere il tartaro dai denti. Generalmente si va dal dentista, ma con la crisi che c'è oggi e con il mio sistema di auto-guarigione sotto ogni aspetto, il dentista lasciamolo ad altri, questo metodo vi lascerà a bocca aperta per i risultati che da. Intanto scopriamo cosa è il tartaro è la placca che si indurisce sui denti e si può anche formare sul bordo gengivale, questo fa si che può portare patologie come carie e malattie gengivali, oltre a essere un problema estetico. Ecco cosa vi serve: 1 spazzolino da denti- ½ cucchiaino di sale- ½ tazza di acqua calda- 1 tazza di perossido di idrogeno [acqua ossigenata]- 1 stuzzicadenti- bicarbonato- collutorio antisettico-. Mescolare acqua sale e 1 cucchiaino di bicarbonato, unite il tutto all'acqua ossigenata e fare degli sciacqui. Adesso usare acqua normale per pulire completamente i denti, adesso è possibile rimuovere il tartaro con uno stuzzicadenti e per ultimo sciacquare la bocca con un collutorio antisettico.

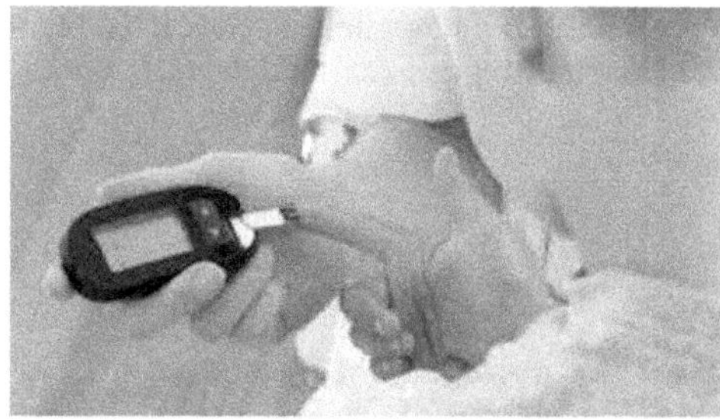

Alti livelli di zucchero nel sangue, se non trattato, può portare a malattie cardiache, ictus, danni renali, cecità, ulcere, infezioni cancrena, e anche la morte prematura. Il diabete sta diventando una epidemia.Ci sono diversi alimenti [studi confermati] che hanno effetti stabilizzanti sul livello dello zucchero nel sangue, CANNELLA noi tutti conosciamo questa buona e stupenda spezia, ma lo sapevate che la cannella regola lo zucchero nel sangue delle persone con diabete? SEMI DI FIENO GRECO, è dimostrato che il fieno greco abbassa i livelli di zucchero. BROCCOLI il cromo stabilizza lo zucchero nel sangue, oltre al cromo il broccolo contiene fibre che rende questo alimento vantaggioso per le persone che cercano di invertire il diabete. FARINA DI AVENA [guardate anche l'acqua di avena] anche essa è uno stabilizzante del glucosio nel sangue, oltre a essere ricca di magnesio. ARACHIDI, ma anche il burro di arachiti stabilizza lo zucchero nel sangue, oltre a proteggere il pancreas.

-DIURETICI NATURALI-

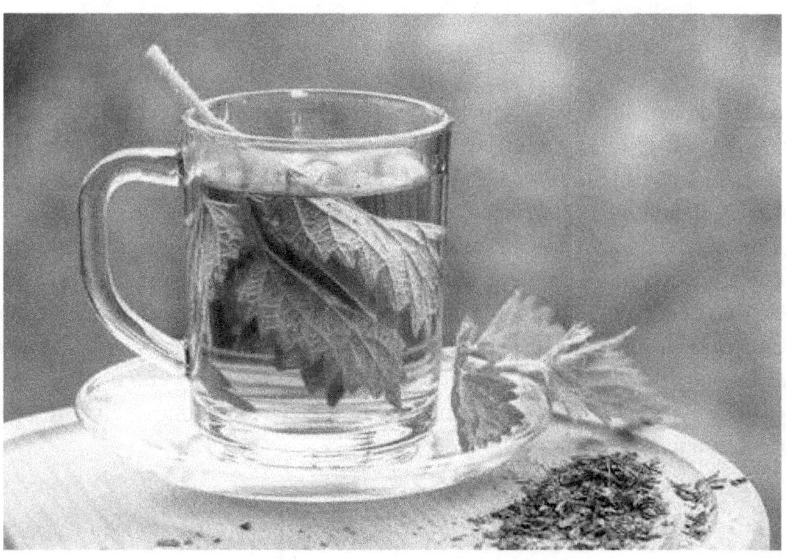

La CAFFEINA, è uno degli alimenti diuretici più potenti, e si può trovare non solo nel caffè, ma anche nelle foglie del the. SEDANO: ricco di potassio. ANANAS: favorisce la diuresi. CARCIOFO: stimola la funzione renale. ORTICA: diuretico naturale. CIPOLLA: favolosa, aiuta la produzione di urina.

-ZENZERO-

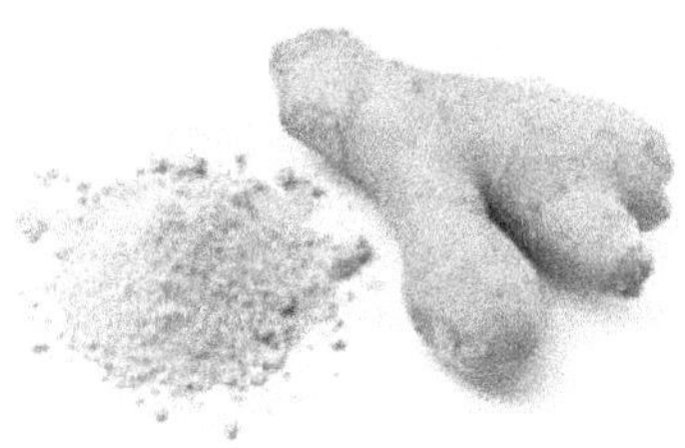

Questa magnifica spezia è paragonata al cortisone [farmaco]. Sappiamo tutti gli effetti indesiderati del cortisone: può causare gonfiore, debolezza muscolare, aritmia cardiaca, pressione alta, ansia e problemi di insonnia.

Lo zenzero si utilizza per i suoi effetti benefici da anni, come antinfiammatorio e antidolorifico. Dose consigliata: mezzo cucchiaino al giorno diviso nella giornata; lo puoi consumare fresco [grattuggiato sulle tue pietanze] scaldato [nelle tisane] oppure in polvere aggiunto nell'impasto dei tuoi dolci o biscotti, oppure nello yogurt. Ti piacerà perchè ha un gusto molto gradevole di limone, e nello stesso tempo ti cura.

PS: essendo lo zenzero un alimento-farmaco, è bene evitarlo se si hanno ulcere allo stomaco; è controindicato anche per chi assume farmaci anticoagulanti in quanto lo zenzero tende già naturalmente a stimolare e aumentare il flusso sanguigno. Astenersi anche in gravidanza.

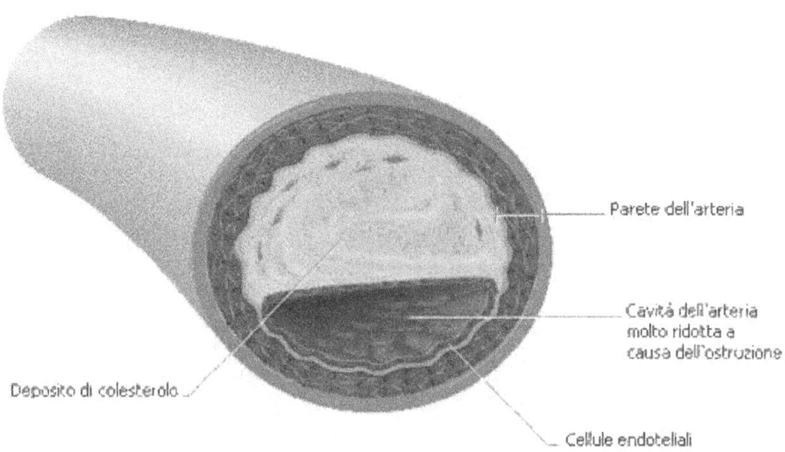


E' prodotto nel fegato ed è essenziale per il buon funzionamento del corpo. Il vero problema è la sua eccessiva presenza. Alti livelli di colesterolo nel sangue aumentano il rischio di malattie cardiache, tra cui l'infarto: si può prevenirlo e curarlo in modo naturale prendendo un cucchiaio prima dei pasti di questa mistura che faremo così: INGREDIENTI: una manciata di foglie di menta, 4 teste di aglio, 4 limoni con la buccia [bio], 3 litri di acqua bollita.

PROCEDIMENTO

Lavare tutti gli ingredienti, tagliare l'aglio a pezzetti e il limone a fette; in un contenitore di vetro mettere tutti gli ingredienti con un poco d'acqua e mescolare molto bene. Travasare il tutto in un barattolo di vetro aggiungendo la rimanente acqua, chiudere il barattolo e conservare in frigo per tre giorni.

ASSUNZIONE

1 cucchiaio 3 volte al giorno prima di colazione, pranzo e cena. Durata del trattamento: 40 giorni. Questo trattamento meraviglioso per la pulizia delle arterie fatelo 1 volta l'anno. Un rimedio molto efficace per tenere il cuore sano.

-INSONNIA-

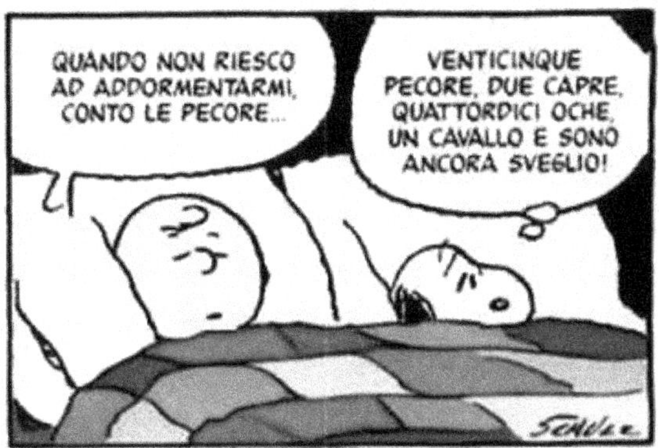


Dormi profondamente e ricaricati di energia con questo rimedio naturale.

Se soffri spesso e volentieri di insonnia e ti svegli stanco, allora è necessario prendere qualche provvedimento. Assumere sonniferi è la soluzione più comune, ma come già sapete non fate del bene al vostro corpo: invece usando solo 3 ingredienti naturali è possibile avere un sonno profondo.

Ecco gli ingredienti: MIELE BIOLOGICO, SALE ROSA DELL'HIMALAYA E OLIO DI COCCO.

Puoi preparare un barattolino che conserverai a temperatura ambiente per mesi. Ecco le dosi:
1 cucchiaino di sale, 6 cucchiaini di miele, 6 cucchiaini di olio di cocco;

mescola bene tutti gli ingredienti e assumi 1 cucchiaino alla sera prima di andare a dormire.

# -SPAZZOLATURA A SECCO-

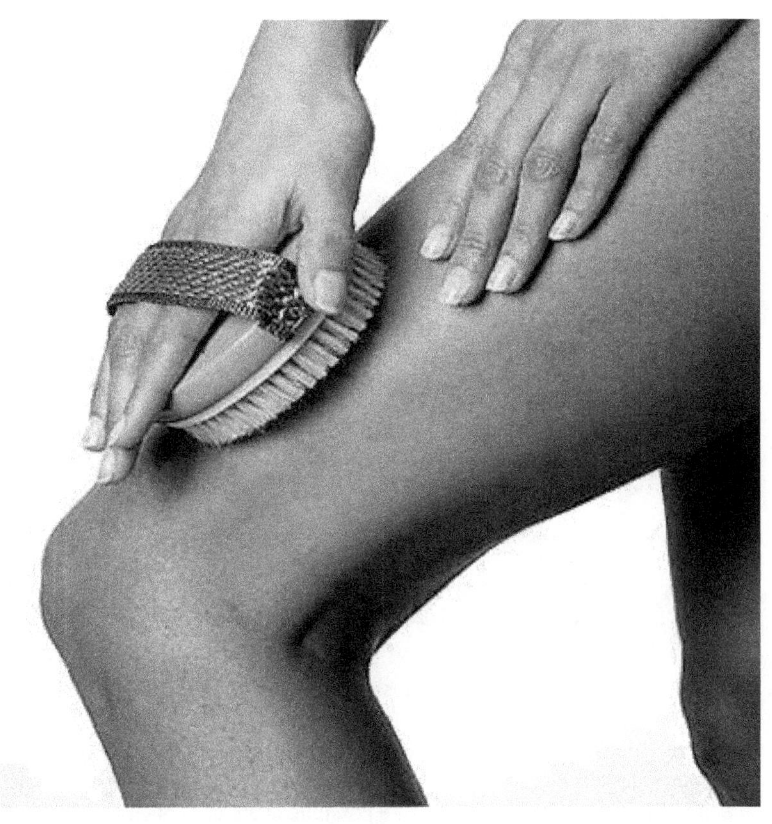

Spazzolatura a secco, un piccolo gesto dagli enormi benefici:
stimola la circolazione sanguigna e linfatica, tonifica la pelle rendendola più compatta e
omogenea, stabilizza la funzionalità epatica e renale, distende il sistema nervoso, aumenta le
difese immunitarie e accresce il livello energetico.

E' incredibile pensare a quanti benefici si possono sperimentare solo spazzolando il corpo a
secco, con una spazzola a fibre naturali. E' un metodo davvero sorprendente perchè capace
di innescare una serie di processi esterni estremamente benefici per la nostra salute.

La spazzolatura è molto più di un semplice peeling o scrub, i suoi risultati non sono
puramente estetici: a differenza dello scrub la spazzolatura agisce sulle terminazioni
nervose secondo i medesimi principi dell'agopuntura, inoltre operando sulla pelle si
riesce ad incidere anche sul sistema endocrino, oltre a ridurre lo stress e aumentare il
livello di energia e vitalità.

PS: spazzolarsi sempre dal basso verso l'alto: [piedi-caviglie-cosce] e [mani-braccio]


-FEGATO-

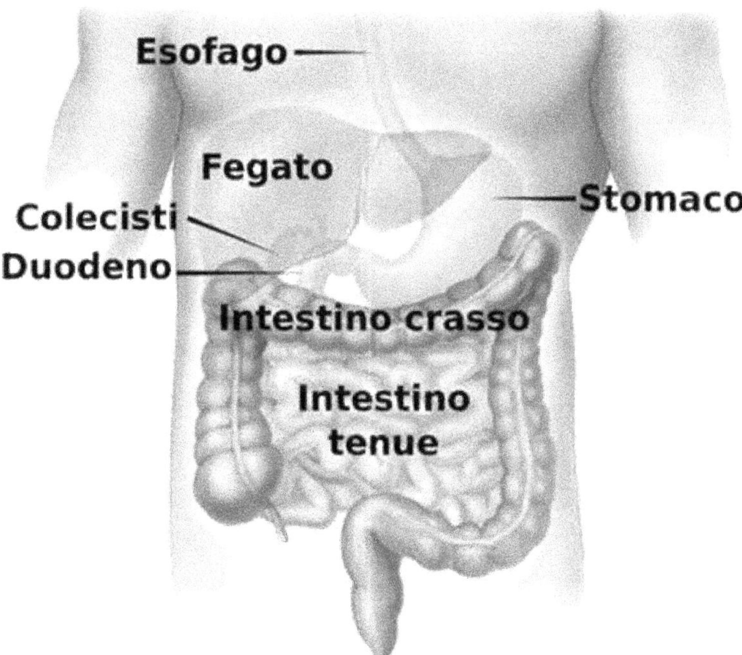


Il fegato è una giandola piuttosto voluminosa, che soddisfa varie funzioni vitali del nostro
organismo. Nel momento in cui seguiamo una dieta poco equilibrata e con poco movimento
fisico, questo influirà negativamente sulla funzione epatica. Tuttavia se il nostro fegato è
compromesso bisognerà seguire una dieta la più sana possibile e iniziare ad assumere
regolarmente un rimedio naturale che ci aiuti a rigenerarlo.

Ecco la ricetta. INGREDIENTI: 2 limoni, 1 cetriolo, 1 manciata di prezzemolo, 200 ml di acqua.

PROCEDIMENTO: metti tutti gli ingredienti in un frullatore fino ad ottenere un composto liscio e omogeneo. Bevi questo composto 1 o 2 volte al giorno per 1 mese., dopodichè fai una pausa di 2 settimane e poi ripeti il trattamento.

Questo preparato oltre a rigenerare il vostro fegato vi aiuterà anche a disintossicare il corpo, prevenire infiammazioni, infezioni, e a ringiovanire la pelle.

## -STITICHEZZA-

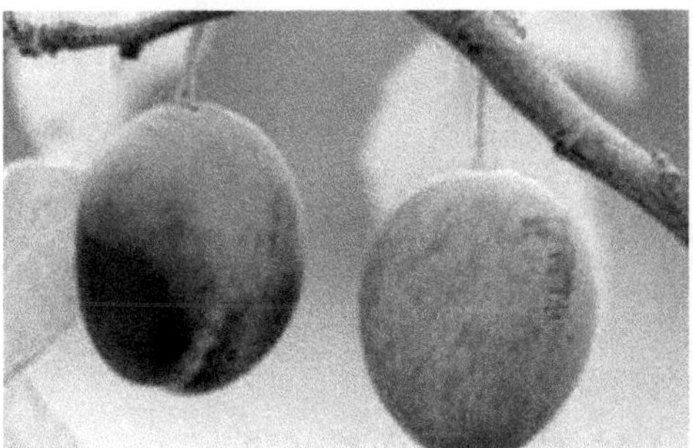

La stitichezza è un problema che investe una larga fetta della popolazione, e può dare origine a problemi di salute piuttosto seri, ecco perchè vi voglio dare la ricetta di un lassativo naturale, che vi aiuterà a ritrovare la regolarità in pochissimi giorni.

Tutto questo è possibile grazie allo sciroppo alle prugne; vediamo come prepararlo.

Quello che vi serve sono 500gr di prugne e 1 limone. Mettere tutto nel frullatore. Assumere quando serve 1 o più cucchiai al giorno.

Voglio concludere dicendovi che il corpo ci parla sempre, mandandoci messaggi, perchè ogni tipo di dolore può essere connesso a uno specifico stato emotivo; andiamo oltre la medicina allopatica [farmaci] e proviamo a capire il perchè della malattia, del sintomo e del dolore. Il mio manuale di auto-guarigione mira proprio a questo,. Curarsi senza farmaci, e SCONFIGGERE LA MALATTIA.

DOLORE MUSCOLARE: rappresenta la difficoltà-incapacità a muoversi nella vita

MAL DI TESTA: le emicranie compaiono quando viene presa una decisione, ma non si agisce..

DOLORE AL COLLO: compare nelle persone che vivono uno stato di inflessibilità, rigidità e autodisciplina..

CERVICALE: chi soffre ripetutamente di questo dolore tende a essere dominato da una attività riflessiva esagerata..

DOLORE ALLE GENGIVE: è collegato a decisioni che non vuoi prendere o che non tolleri..

DOLORE ALLE SPALLE: indica che ti stai facendo carico di una emozione, e che la stai appunto portando sulle tue spalle..

MAL DI STOMACO: si verifica quando non hai digerito una situazione e ti è rimasta proprio sullo stomaco..

SCHIENA-PARTE SUPERIORE: il dolore localizzato lì, indica la mancanza di supporto emozionale..

DOLORE ALLA PARTE CENTRALE DELLA SCHIENA [TORACICA]: indica senso di colpa, paure, emozioni represse, rancore.

DOLORE PARTE BASSA DELLA SCHIENA [LOMBARE]: preoccupazioni economiche e senso di inadeguatezza e incertezza..

DOLORE ALL'OSSO SACRO: stai trascurando una situazione che deve essere sbloccata e risolta..

Vi ho anticipato una parte dei messaggi che il corpo ci manda: quindi cari miei lettori ascoltiamo anche il nostro corpo, perchè se il pensiero e le emozioni sono state trattenute più del dovuto, creando delle contrazioni fisiche protratte nel tempo, esse creano dei blocchi energetici che si somatizzano, trasformandosi in disagi e quindi in malattie.

Permettersi di sentire le emozioni e i pensieri spiacevoli, portando la luce della consapevolezza dove l'ombra dell'ego aveva fatto la sua radice: così è possibile sciogliere queste tensioni fisiche e mentali, rinnovando la propria vita.

 Quindi miei cari lettori, il farmaco avvelena il corpo e oltre ai danni che provoca, copre il malessere-malattia. L'autoguarigione è tutt'altra cosa: oltre a eliminare il sintomo, cura la malattia e dona un benessere generale.

Come avete potuto leggere, non è necessario ricorrere ai medici, o peggio ai farmaci per curarsi. Curarsi, e guarire in modo naturale, è un metodo che vi darà tante soddisfazioni, oltre a non avvelenare il vostro corpo. I metodi che vi propongo mirano a togliere il problema, e non a placare il sintomo con la conseguenza che prima o poi ritorni a galla peggio di prima.

IPPOCRATE DICEVA: il medico cura, la natura guarisce. Il medico somministra il trattamento, la natura produce la guarigione. Attiviamo nel nostro corpo il meccanismo di AUTOGUARIGIONE.

%%%%%

Dedico questo mio piccolo libro a chi ha sempre creduto nella farmacia naturale: in primo luogo alla mia adorata mamma che come me si è sempre curata con questi metodi e a tutte quelle persone che si curano con i metodi alternativi. Ah!! Dimenticavo di dirvi che mia madre ha 90anni ed è in gamba: e allora??? Viva la medicina alternativa..

I BENEFICI DELL'ACQUA DI AVENA

L'ELISIR TIBETANO DI ETERNA GIOVINEZZA

ACETO DI MELE CONTRO I DOLORI

IMPIEGO PRATICO DELL'ALOE VERA

CARDO MARIANO

CURA TIBETANA A BASE DI AGLIO

SUCCO DI CAROTA

ALLORO

BUCCIA DI LIMONE BIOLOGICO

CANNELLA

BOROTALCO ANTI-ODORE

DENTIFRICIO

SEMI DI LINO E KEFIR

DIGITO-PRESSIONE

TARTARO

DIABETE

DIURETICI

FONTI WEB 2017

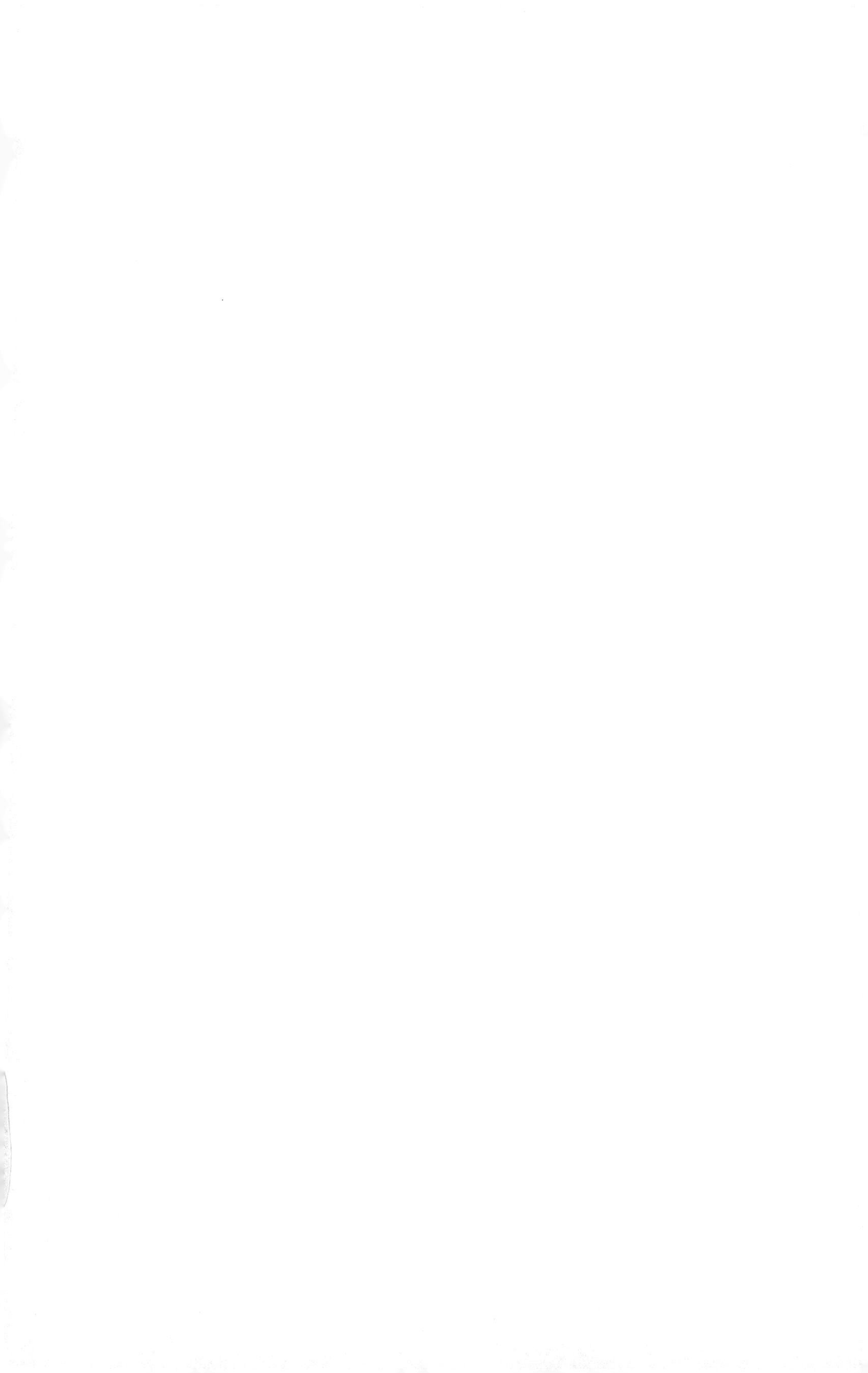

www.ingramcontent.com/pod-product-compliance
Lightning Source LLC
Chambersburg PA
CBHW072333270726
48658CB00016B/2395